AF235869

Rückenschmerzen loswerden

Wie Sie die Ursachen Ihrer Rückenschmerzen leicht erkennen, Schritt für
Schritt beseitigen und langfristig
schmerzfrei bleiben

inkl. der besten Rückenübungen zur Soforthilfe

Joachim Fokken

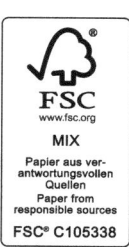

INHALT

Das erwartet Sie in diesem Buch 1

Rückenschmerzen und die Ursachen – ein weites Feld 4

Aufbau der Wirbelsäule 5

Die Bandscheiben 7

Die Rückenmuskulatur 8

Rückenschmerzen und die Ursachen 9

Akuter oder chronischer Schmerz? 15

Aufbau und Funktionsweise der Nerven 16

Schmerzarten 19

Bei welchen Symptomen sollte ich unbedingt einen Arzt aufsuchen? 27

Wo finde ich Hilfe? 29

Erster Ansprechpartner: Mein Hausarzt 29

Behandlungsmöglichkeiten 31

Verordnung von Arzneimittel 32

Therapiemöglichkeiten 33

Vom Hausarzt zum Facharzt 35

Hilfe zur Selbsthilfe 38

Akute Rückenschmerzen – was tun? 39

Praktische Übungen für schnelle Hilfe und
tägliches Rückentraining zu Hause in 3 Phasen .39

So finden Sie Ihren eigenen Weg aus den
Rückenschmerzen...72

Zitate...77

Das erwartet Sie in diesem Buch

Volkskrankheit Rückenschmerzen. Kaum einer kennt sie nicht. Denn laut einer Studie der pronovaBKK, für die im Zeitraum Januar und Februar 2020 online 1.875 Arbeitnehmer befragt wurden, gaben lediglich zwölf Prozent dieser Personen an, überhaupt nicht von Schmerzen im Rückenbereich betroffen zu sein. Somit leidet die deutliche Mehrheit der Befragten zeitweise, fast ein Viertel sogar oft an Schmerzen im Rücken. Deshalb ist es sehr wahrscheinlich, dass auch Sie zu diesem

Personenkreis gehören und sich das vor Ihnen lie-
gende Buch gekauft haben, um sich näher mit diesem Thema zu beschäftigen und vor allem, um Ant-
worten auf Ihre Fragen zu erhalten.

Dieser Ratgeber soll Ihnen dabei eine Hilfe sein.
Er möchte zum einen erklären, was nach derzeiti-
gem Wissensstand die Ursachen für die in den unterschiedlichen Bereichen des Rückens auftretenden
Schmerzen sein können. Aufgrund der Vielfältigkeit
möglicher Gründe ist es auch für Ihren Arzt schwie-
rig und bedarf einer genauen Anamnese, um eine Diagnose zu erstellen.

Dazu gilt es u.a. zunächst den genauen Bereich
einzugrenzen, in dem bei Ihnen Probleme auftreten,
und des Weiteren zu prüfen, ob die Wirbelsäule der
Verursacher der Schmerzen ist. Außerdem muss ge-
klärt werden, seit wann Sie Beschwerden haben und
ob diese aktuell akut auftreten oder sich bereits ein
chronisches Schmerzempfinden eingestellt hat usw.
Zu all diesen Aspekten werden Sie in Kapitel zwei
dieses Buches Informationen finden.
Zum anderen soll Sie dieses Buch aber auch darin
unterstützen, zu entscheiden, wann es notwendig
ist, dass Sie sich zur Behandlung Ihrer

Rückenprobleme medizinische Hilfe holen und an wen Sie sich dabei wenden können. Außerdem soll es Ihnen anhand genauer Beispiele dabei helfen, durch gezielte Übungen und Training selbst etwas für die Verbesserung Ihrer Beweglichkeit und somit gegen Ihre Rückenbeschwerden zu tun.

Rückenschmerzen und die Ursachen – ein weites Feld

Wie bereits erwähnt, hat ein Großteil der Bevölkerung bereits mit Rückenschmerzen Bekanntschaft gemacht. Wie, wie lange, wie oft und wo genau im Rückenbereich diese jedoch auftreten, da gibt es viele Möglichkeiten, ebenso wie bei den zugrundeliegenden Ursachen. Um jedoch diese Thematik zu verstehen, ist es zunächst notwendig, sich mit einigen allgemeinen

Aspekten zum Aufbau von Wirbelsäule und Rücken zu beschäftigen.

AUFBAU DER WIRBELSÄULE

Die Wirbelsäule befindet sich zwischen Hinterkopf und Steißbein und besteht meist aus 33 oder 34 Wirbeln. Sie umschließt das Rückenmark und ist mit unterschiedlichen Teilen des Skeletts verbunden (z.B. Arme, Kopf). Man gliedert sie außerdem in die Halswirbelsäule, die Brustwirbelsäule, die Lendenwirbelsäule, das Kreuzbein sowie das Steißbein. Jeder Abschnitt besteht dabei selbst aus mehreren Wirbeln.

Die Wirbelsäule ist nicht gerade, sondern hat, von der Seite gesehen, eine sogenannte doppelte S-Form, d.h., im Bereich des Halses sowie der Lenden ist sie nach vorn gewölbt und im Brust- sowie Kreuz-Steißbeinbereich nach hinten. Der tragende Stab der Wirbelsäule selbst besteht aus 24 Wirbeln. Diese liegen schräg-horizontal übereinander und setzen sich wiederum jeweils aus einem Wirbelkörper, einem Wirbelloch und einem Wirbelbogen sowie zwei Querfortsätzen, vier Gelenkfortsätzen und einem Dornfortsatz zusammen. Sie haben alle eine ähnliche

Struktur, jedoch je nachdem, wo sie sich in der Wirbelsäule befinden, haben die Wirbel spezifische Eigenschaften. Wirbelbögen und -fortsätze wirken als Hebelarme sowie Druckverteiler. Durch die Wirbellöcher, die gemeinsam mit den Bändern sowie den Bandscheiben den Wirbelkanal bilden, verläuft das Rückenmark, sozusagen die gebündelten Nervenbahnen. Wird dieser Kanal eingeengt, entsteht eine Stenose.

Des Weiteren gliedert man die Wirbelsäule auch in Bewegungseinheiten, die zentralen Funktionselemente. Dabei besteht eine solche Einheit jeweils aus zwei Wirbeln mit den beiden dazugehörigen Gelenken, einer Bandscheibe und den Nervenwurzeln, die aus den Zwischenwirbellöchern austreten. Des Weiteren gehören auch noch Blutgefäße und Nervenfasern sowie Bänder und Muskeln dazu. Aufgrund der Zusammenarbeit all dieser Elemente ist die Wirbelsäule beweglich.

Die verschiedenen beweglichen Elemente der Wirbelsäule werden von einer Vielzahl von Bändern zusammengehalten und stabilisiert. Dabei sind drei besonders wichtig: Das vordere Längsband ist ein kräftiges Band an der Vorderseite der Wirbelkörper

– es verhindert, dass die Wirbelsäule zu stark nach hinten gebeugt wird. Die Bänder zwischen den Dornfortsätzen an der Rückseite der Wirbel verhindern eine übermäßige Beugung nach vorne. Und schließlich verhindern kräftige elastische Bänder, dass sich die Wirbelkörper gegeneinander verschieben.

DIE BANDSCHEIBEN

Zwischen zwei Wirbelkörpern liegt jeweils eine Bandscheibe. Sie besteht aus einem faserigen Ring, der fest mit dem darüber- und darunterliegenden Wirbelkörper verbunden ist, und einem gallertartigen, fast flüssigen Kern. Neben den Muskeln sind die Bandscheiben die Teile der Wirbelsäule, welche Letzterer Stabilität und Flexibilität geben. Die Bandscheiben sorgen dafür, dass bei ungleichmäßiger Belastung der Wirbelsäule – z.B. bei Beugung – der Druck einigermaßen gleichmäßig verteilt wird und die Wirbelkörper so vor ungleichmäßiger Abnutzung geschützt werden. Bandscheiben sind nicht durchblutet. Sie werden vom umliegenden Gewebe und umliegenden Blutgefäßen ernährt.

Bandscheiben können sich bis zu einem gewissen Maße regenerieren, was auch täglich zu beobachten ist: Morgens sind die Bandscheiben höher und mit mehr Flüssigkeit gefüllt, abends haben sie unter anderem durch den aufrechten Gang Wassergehalt verloren.

DIE RÜCKENMUSKULATUR

Die Rückenmuskulatur selbst besteht aus den oberflächlichen sowie den tiefliegenden Muskeln. Letztere sorgen für die Stabilität der Wirbelsäule und machen es möglich, dass man diese aufrichten sowie den gesamten Rücken strecken, drehen, beugen und zur Seite neigen kann. Da diese Muskulatur sehr stark ausgebildet und damit für eine dauerhafte Leistung ausgelegt ist, kann der Mensch für längere Zeit seine aufrechte Haltung beibehalten. Zudem unterstützt die oberflächliche Muskulatur die Funktionen der tiefen Rückenmuskeln und trägt damit ebenfalls zur Stabilität der Wirbelsäule bei. Außerdem sorgen auch die Bauchmuskeln für einen stabileren Rücken, da sie vor allem bei der Drehung und Neigung des Rückens die Stabilisierungsfunktion der Tiefenmuskulatur im Rückenbereich unterstützen.

RÜCKENSCHMERZEN UND DIE URSACHEN

Als einen Schmerz im Rückenbereich werden in der Medizin Beschwerden an der Rückseite des Körpers, im Bereich zwischen den Schultern als oberer Punkt und dem Gesäß unten, definiert. Somit zählen Schmerzen im Nackenbereich aus medizinischer Sicht nicht dazu. Sie können aber u.a. in Arme oder Schultern ausstrahlen, der Patient kann über Schwindel klagen und es können Missempfindungen wie ein Kribbeln in den Armen auftreten, weshalb sie in diesem Buch ebenfalls mit betrachtet werden. Mit dem Begriff Kreuzschmerzen sind hingegen Schmerzen im unteren Bereich des Rückens, also zwischen den Rippen bis einschließlich des Gesäßes, gemeint.

Zunächst ist der Rückenschmerz erst einmal ein Symptom. Wie erwähnt sind die Ursachen für Beschwerden im Rückenbereich jedoch sehr vielfältig. Als eine der Hauptursachen wird in der Wissenschaft mittlerweile Bewegungsmangel angesehen, der wiederum zu einer Unterversorgung der Knochen, Bänder, Sehnen und Muskeln sowie auch der Gelenkknorpel und Bandscheiben führt. Daraus resultiert, dass die Muskeln aufgrund von Unterforderung schrumpfen, vor allem auch die Tiefenmuskulatur an der Wirbelsäule. Diese wird zudem dadurch stärker belastet, dass sie Aufgaben der Nachbargelenke mit übernehmen muss, die durch ihre Inaktivität an Mobilität verloren haben.

Außerdem führt die Unterversorgung zu einer Lockerung der Bänder, die Bandscheiben schrumpfen, das Bindegewebe kann seine Schutzfunktion der Muskeln, Bänder und Sehnen nicht mehr erfüllen. Sind Nerven unterversorgt, werden auch diese unbeweglicher, bei den Wirbelgelenken kommt es aufgrund der geringen Aktivität zum Knorpelabbau und Knochen werden schneller brüchig. Den Rücken aufgrund der Schmerzen zu schonen, ist demnach genau der falsche Weg, da dieser durch weniger Aktivität immer weiter unterfordert wird. Es gilt also, trotz Ihrer Beschwerden aktiv zu bleiben, zumindest so weit es Ihnen möglich ist. Einige Beispiele, wie Sie dieses Vorhaben in die Tat umsetzen können, werden wir Ihnen in Kapitel drei zeigen.

In den meisten Fällen werden die Schmerzen entweder dadurch hervorgerufen, dass Muskeln und Bänder im Rücken überbelastet werden, aufgrund einseitiger Bewegungsabläufe und/oder schwerer körperlicher Arbeit, oder weil die Wirbelsäule oder die Bandscheiben abgenutzt sind. Ein spezielles Augenmerk liegt dabei auch darauf, dass heute schon viele junge Menschen unter Rückenschmerzen leiden. Ausgelöst werden diese zwar hauptsächlich ebenfalls durch Bewegungsmangel und damit verbundener Schwächung der Muskeln, aber wie bei Erwachsenen auch können ebenso z.B. Überbelastung durch Übergewicht oder Stress der Grund sein.

In eher seltenen Fällen ist es zudem auch möglich, dass bei Patienten schwerwiegendere Krankheiten vorliegen, welche die Ursachen der Rückenbeschwerden sind. Beispiele hierfür sind Morbus Scheuermann, Skoliose, Spondylolisthese oder eine Krebserkrankungen am Skelett. Bei entzündlichen Rückenschmerzen hingegen kann auch Morbus Bechterew oder eine Spondyloarthritis vorliegen. Aber auch aufgrund durch Infekt entzündete Gelenke (Morbus Reiter) oder wegen einer chronischen entzündlichen Darmerkrankung kann es zu Rückenschmerzen kommen. Zudem kann ebenfalls eine chronische Knochenentzündung, Rachitis bzw. Osteomalazie, Osteoporose, Wirbelsäulenarthrose oder das Fibromyalgie-Syndrom als Ursache in Betracht kommen.

Um Ihren Beschwerden jedoch auf den Grund zu gehen, ist u.a. eine genaue Schmerzlokalisation notwendig. Der eine klagt über Schmerzen im oberen, also Schulterbereich, der andere klagt über Beschwerden im Gebiet der Brustwirbelsäule und der Rippen. Beim Dritten schmerzt es eher im Lendenwirbelbereich. Eine möglichst genaue Aussage darüber, wo man die Schmerzen direkt spürt, hilft grundlegend beim Finden einer möglichen Ursache.

So leiden Patienten am häufigsten an Beschwerden im Becken und der Lendenwirbelsäule. Dieser Bereich wird im Alltag am stärksten belastet und so treten hier vermehrt vor allem Muskelverspannungen, aber auch Bandscheibenvorfälle auf. Aber es können im Beckenbereich auch entzündliche Veränderungen vorliegen.

Schmerzen im mittleren Rückenbereich werden meist durch starke Reizung der sich dort befindenden Muskeln ausgelöst. Jedoch kann auch z.B. eine Verformung des Skeletts, besonders der Brustwirbelsäule, oder eine krankhafte Veränderung bei den Rippen-Wirbel-Gelenken vorliegen.

Schmerzen im Bereich des oberen Rückens bzw. des Nackens, also der Halswirbelsäule oder der oberen Brustwirbel, werden hingegen häufig durch falsche Körperhaltung, z.B. bei langem Arbeiten am PC, verursacht, da hierdurch Muskelverspannungen oder -verhärtungen entstehen. Aber auch hier kann es zu einem Bandscheibenvorfall kommen.

Mancher Patient kann jedoch nicht eindeutig bestimmen, wo die Beschwerden herkommen. Deshalb gilt es, auch festzustellen, ob es sich um einen unspezifischen oder einen spezifischen Schmerz handelt. Bei Letzterem werden die Beschwerden erkennbar durch eine Erkrankung der Wirbelsäule oder andere Krankheiten ausgelöst.

Die Ursache liegt also entweder im Rücken selbst oder in anderen Körperregionen des Patienten. So kann es z.B. zu Wirbelkörperbrüchen durch etwa einen Unfall oder aufgrund einer geringen Knochendichte (Osteoporose) gekommen sein, es können Entzündungen in der Wirbelsäule selbst vorliegen, d.h. eine rheumatische Erkrankung, oder aufgrund von Keimen, die in den Körper gelangt sind, hat sich in der Wirbelsäule eine Infektion gebildet, welche die Schmerzen verursacht. Außerdem ist es möglich, dass es aufgrund des menschlichen Alterungsprozesses durch Verschleiß und Abnutzung zu einer Verengung des Rückenmarkkanals gekommen ist oder eine Bandscheibenvorwölbung oder ein Bandscheibenvorfall vorliegt. Bei Letzterem wir durch die verschobene Bandscheibe dann Druck auf die benachbarten Nerven ausgeübt und sie schmerzen. Außerdem können auch Schmerzen von anderen Körperteilen in den Rücken ausstrahlen, z.B. von der Bauchspeicheldrüse, dem Unterleib, der Gallenblase, dem Herzen, der Hauptschlagader oder den Nieren.

In seltenen Fällen können die Schmerzen auch dadurch begründet sein, dass sich durch eine Krebserkrankung des Patienten Geschwüre an der Wirbelsäule gebildet haben. Außerdem sind auch Erkrankungen anderer Organe im Bauchraum wie des Magen-Darm-Traktes oder der Nieren als Ursache möglich.

Kann der Arzt den Grund für die Schmerzen eindeutig diagnostizieren, ist eine gezielte Behandlung dieser Erkrankung möglich. Ist die Ursache jedoch unspezifischer Natur, ist es deutlich schwieriger, eine Diagnose zu stellen und eine entsprechende

Behandlung einzuleiten. Hierauf wird in Kapitel zwei noch genauer eingegangen.

AKUTER ODER CHRONISCHER SCHMERZ?

Außerdem wird Sie Ihr Hausarzt bei der Anamnese fragen, wie lange Sie bereits unter den genannten Beschwerden leiden. Er möchte damit feststellen, ob es sich um akute oder bereits chronische Rückenschmerzen handelt. In der Medizin wurde dafür folgende Einteilung vorgenommen: Von einem akuten Rückenschmerz spricht man, wenn dieser nicht länger als sechs Wochen andauert. Bestehen sie bereits länger, so spricht man zunächst von subakuten Schmerzen und ab einer Dauer von zwölf Wochen werden sie dann als chronisch bezeichnet.

Zudem ist eine Einordnung der Rückenschmerzen nach Schweregrad möglich. Dazu werden die Patienten gefragt, wie stark sie die Schmerzen empfinden und inwieweit sie dadurch in ihrem alltäglichen Leben beeinträchtigt sind.

AUFBAU UND FUNKTIONSWEISE DER NERVEN

Wie sind Nerven aufgebaut?

Nerven bestehen ungefähr zur Hälfte aus Bindegewebe, wodurch sie stark und belastbar sind. Die andere Hälfte setzt sich jedoch aus zehntausenden Fasern zusammen, den sogenannten Neuronen, an deren Enden und Wänden sich wiederum zahlreiche Rezeptoren befinden, welche die Impulse an das Rückenmark weiterleiten. Dieses trifft dann bereits eine Vorentscheidung, welche Informationen an das Gehirn weitergeleitet werden. Sind es sehr wichtige Neuigkeiten, kann auch eine Sofortreaktion erfolgen, d.h. ein Reflex. Wird z.B. eine Gefahr gemeldet, werden unverzüglich unterschiedliche Areale im Gehirn aktiviert. Bei Informationen, die als nicht so dringend eingestuft werden, wird eine Reaktion erst ausgelöst, wenn hierzu weitere Hinweise weitergeleitet wurden.

Wichtig sind diesbezüglich auch die Propriozeptoren, die Reize aus dem Körperinneren wahrnehmen. Diese werden wiederum folgendermaßen unterteilt: Erstens Rezeptoren für den Bewegungssinn, d.h., sie registrieren Geschwindigkeit und Richtung einer Bewegung, zweitens Rezeptoren für den Kraft-sinn, also welches Maß an Muskelkraft aufgewendet wird, und drittens Rezeptoren für den Stellungssinn, d.h., sie bemerken, in welcher Stellung sich die Gelenke befinden.

Weitere wichtige Rezeptoren sind einerseits die Pacini-Körperchen. Diese befinden sich in Sehnen, Fasern, Bändern, Gelenkkapseln und der Knochen-haut. Sie sind für die Kontrolle des Körpers beson-ders bei Bewegungen zuständig und reagieren sehr sensibel, z.B. wenn Gewebe aufgrund einer Druckbe-lastung deformiert wird.

Andererseits gibt es die Ruffini-Endorgane, wel-che ebenfalls die Körperbewegungen kontrollieren sowie Informationen über die Gelenksstellungen an das Gehirn weiterleiten. Eigentlich ist es eine von Bindegewebe ummantelte Anhäufung von Nerven-enden, die gleichmäßig in großen Blutgefäßen, Bän-dern, Gelenkkapseln sowie den Hüllen der inneren Organe vorkommen und auf Druck- bzw. Zugbelas-tungen reagieren.

Auf diese Art Belastung reagieren auch die Golgi-Sehnenorgane, jedoch abhängig davon, wie stark der Reiz ist. Sie kontrollieren die Spannung sowie die Kraft des Muskels und schützen ihn auch, da sie ihn bei Überbelastung entspannen. Die Golgi-Sehnenorgane befinden sich vor allem am Übergang zwischen Muskel und Sehne, in den Bändern sowie den Gelenkkapseln und informieren das Gehirn über die Bewegungsrichtung und die Gelenksstellungen.

Daneben gibt es die Muskelspindeln, welche die Muskeldehnung messen. Wird ein Muskel zu sehr in die Länge gezogen und damit überbelastet, lösen sie den Reflex aus, dass sich dieser Muskel sofort zusammenzieht. Die Muskelspindeln befinden sich direkt in den Muskeln.

Des Weiteren kann man in nahezu jedem Gewebetyp des Körpers eine weitere Form der Rezeptoren, die Nervenendigungen, die meist in einer großen Anzahl zusammen auftreten. Diese wiederum nehmen nahezu alle Reize wahr, also thermische, chemische und mechanische, und senden Informationen an das Gehirn über die Bewegungsgeschwindigkeit, Gelenkpositionen, Bewegungsrichtung und einwirkende Kräfte. Zu dieser Rezeptorenart gehören auch die Nozizeptoren, die Meldungen über Gefahren an das Rückenmark und von da an das Gehirn weiterleiten, und zwar auf sofort und in kürzester

Zeit, vorbei an allen anderen übermittelten Neuigkeiten.

Grundlegend ist festzuhalten, dass alle genannten Rezeptoren nur Informationen und Gefahren melden und weitersenden. Dass wir dann jedoch Schmerzen empfinden, entscheiden erst das Rückenmark bzw. das Gehirn, denn erst sie interpretieren die übermittelten Hinweise als Schmerz und lösen ein Schmerzgefühl aus. Um zu entscheiden, ob es eine Schmerzempfindung auslöst, analysiert das Gehirn jedoch nicht nur die aus dem Körper geendeten Informationen, sondern bezieht hierfür auch bereits gemachte Erfahrungen sowie aus der Umwelt aufgenommene Hinweise mit ein. Um welche Art von Schmerz es sich dann handelt, wird gemäß folgender Einteilung entschieden.

SCHMERZARTEN

Aus medizinischer Sicht gibt es drei Arten von Schmerz, die nachfolgend kurz charakterisiert werden. Werden Nerven, Bänder etc., vor allem aber Muskeln, zu sehr belastet, sendet der Körper zunächst einen Warnhinweis, um auf das bestehende Problem aufmerksam zu machen. Dies nennt man

Überlastungsschmerz. Hierbei handelt es sich in den meisten Fällen um einen nur leichten Schmerz in der betroffenen Region, welcher auch kurzfristig wieder nachlässt, wenn die Überbelastung behoben wurde. Ein Beispiel hierfür ist der Schmerz im Nacken-Schulter-Bereich. Wenn Sie bei der Arbeit regelmäßig eine Pause einlegen und die betroffenen Muskelgruppen entspannen und lockern, verschwindet auch das Schmerzgefühl schnell wieder.

War der Überlastungsschmerz schon mehrfach zu spüren, Sie haben jedoch nichts an Ihrer Körperhaltung oder Ihrem Verhalten geändert, dann entsteht der sogenannte Alarmschmerz, der nochmals nachdrücklich auf das bestehende Problem hinweist, um eine eventuell mögliche Schädigung der betroffenen Region zu vermeiden.

Beispielhaft hierfür ist der Hexenschuss, der den Patienten sofort komplett außer Gefecht setzt, um schnellstmöglich einen sofortigen Stopp des bisherigen Verhaltens zu erreichen. Die Schmerzen sind in den meisten Fällen sehr stark, bei einer Änderung der Haltung ist es jedoch wahrscheinlich, dass sie nach ca. vier bis sechs Wochen verschwinden. Der Großteil der Alarmschmerzen sind einerseits, wie beim Überlastungsschmerz, muskulär bedingt und andererseits Rückenschmerzen.

Haben jedoch alle Warnungen des Körpers keine Verhaltensänderung bewirkt und werden die falschen Muster, die zur Überlastung führen, weiterhin durchgeführt, entsteht schließlich der Schädigungsschmerz. Diesen sendet das Gehirn erst, wenn eine nachhaltige Schädigung z.B. der Rückenstruktur vorliegt. Durch das Überbelasten sind die Muskeln geschwächt worden, die Bandscheiben sind ausgetrocknet und die Bänder abgenutzt.

Dadurch wird die Knorpelstruktur wichtiger Gelenke zu sehr belastet, der Knorpel wird angegriffen, verschleißt und ist möglicherweise sogar komplett verbraucht. Geht die Überbelastung weiter, greift sie nun direkt den Knochen an, der darauf meistens mit einer sehr intensiven und hartnäckigen Entzündung reagiert. Zum einen besteht dann also bereits eine dauerhafte Schädigung an Muskeln, Bändern, Gelenkknorpeln etc., die nicht wieder zu beheben ist, und zum anderen hat sich eine Infektion gebildet, die sich festsetzt und nur schwer in den Griff zu bekommen ist.

Funktionsweise der Nerven und ihre Bedeutung für das Schmerzempfinden

Damit die Bewegung des Körpers sowie die Weiterleitung der Impulse ohne Probleme funktioniert, müssen die Nerven zum einen in ihrer bindegewebigen Hülle mobil bleiben, zum anderen aber auch, wenn sich der gesamte Nerv mit seiner Hülle bewegen muss, z.B. im Wirbelkanal. Ein Beispiel: Wenn Sie Ihren Oberkörper nach vorn beugen, verlängert sich im Vergleich zur aufrechten Körperhaltung auch der Kanal des Rückenmarks und somit müssen sich auch die Nerven anpassen. Dabei können sie jedoch u.a. Entzündungen oder Verklebungen verhindern. Zudem sind Nerven auch nicht komplett frei beweglich, sondern an einigen Punkten fixiert und oft kommt es dazu, dass Schmerzen dann gerade an diesen Punkten auftreten.

In wissenschaftlichen Studien wurde festgestellt, dass Schmerzen öfter durch Nervenstörungen herrühren, als man bisher dachte. Die sogenannten Neuralgien entstehen, da Nerven sehr empfindlich sind gegenüber Belastung durch Druck sowie schlechte Durchblutung und z.B. Entzündungen, aber auch gegenüber einem hohen Niveau an

Stresshormonen im Blut, was auch Stress zu einem wichtigen Auslöser für Nervenschmerzen macht. Werden Nerven durch Entzündungen gereizt und kann das Immunsystem diese nicht ausreichend bekämpfen, wird auch der Stoffwechsel der Zielmuskeln nachhaltig gestört. Dadurch verändert sich auch die Durchblutung, Abfallprodukte des Stoffwechsels in der Muskulatur werden nicht mehr zügig abtransportiert und die Nährstoffversorgung der Muskelzellen ist nicht mehr gewährleistet. In der Folge entstehen Verhärtungen der Muskeln – vor allem im Nacken-Schulter-Bereich, den Waden und neben der Wirbelsäule, die man auch ertasten kann, die sogenannten Myogelosen.

Dies gilt natürlich auch für die Rückenmarksnerven, die im Spinalkanal der Wirbelsäule verlaufen. Von diesen Nerven werden Signale des zentralen Nervensystems an die Körperorgane weitergeleitet und andersherum Signale des Körpers an das zentrale Nervensystem, z.B. die Informationen über eine Verhärtung der Muskulatur durch Fehlbelastung. Zudem befinden sich in den Bandanteilen der Nerven auch zahlreiche Gefahrenrezeptoren. Bei einer chronischen Entzündung oder einer

Überbelastung wird dann die Nervenhülle überstrapaziert, was wiederum Schmerzen zur Folge hat. Ebenso können die vielen vorhandenen Neurome die Gefahrenmeldungen auslösen. Außerdem können Nerven selbst Entzündungen entstehen lassen. Werden diese sehr oft irritiert, kommt es dazu, dass diese nicht mehr aufhören können, Gefahrensignale an das Gewebe der Umgebung zu senden. Es kommt zu einer chemischen Reaktion, wodurch wiederum das Bindegewebe verändert und damit zum „Zentrum der Schmerzentwicklung"[1] wird.

Bei Nervenschmerzen unterscheidet man zudem mehrere Arten. Zum einen Neuralgien aufgrund von Durchblutungsstörung. Die Nerven werden nicht mehr ausreichend mit Nährstoffen versorgt, wodurch starke Schmerzen entstehen. Zum Zweiten können auch Neuralgien an den Nervenfasern vorliegen, was eine Störung der Weiterleitung von Informationen zur Folge hat. Als Folge entstehen die Schmerzen und der Patient leidet außerdem an Kribbeln oder Taubheitsgefühlen. Zum Dritten kann eine Neuralgie auch an der Isolationsschicht von Nervenfasern auftreten. In diesem Fall werden Letztgenannte freigelegt und dadurch können sich elektrische Impulse auf die Empfindungsrezeptoren ausdehnen. Der Patient verspürt dann heftige Schmerzen, die plötzlich auftreten.

Eine Sonderform ist außerdem die Ischialgie. Diese betrifft, wie der Name sagt, den Ischiasnerv, den größten Nerv in unserem Körper, der eigentlich ein Nervengeflecht ist, welcher seinen Beginn an den Hüften hat. Kommt es hier zu einer Störung, vor allem im Bereich des ersten Kreuzbein- oder des fünften Lendenwirbels, entsteht das Ischiassyndrom, ein Engpass des Nervs. Der Patient leidet dann unter starken Schmerzen in diesen Abschnitten der Wirbelsäule, die meist auch in die Beine und bis in die Füße ausstrahlen, sowie an Kribbeln, Taubheitsgefühlen und Kraftverlust in den Beinen.

Eine besondere Art einer Stenose ist wiederum das Cauda-equina-Syndrom. Dabei kommt es z.B. aufgrund schwerer Bandscheibenvorfälle oder auch durch Versteifungsoperationen zu einer Quetschung der Nerven am unteren Ende der Wirbelsäule. An dieser Stelle treten die Nerven aus dem Spinalkanal aus und gehen von dort bis zu den Muskeln. In diesem Fall ist es sogar notwendig, dass der entstandene Druck schnellstmöglich, zumindest innerhalb von sechs Stunden, von den Nerven genommen wird, da ansonsten dauerhafte Schäden entstehen. Mögliche Anzeichen, dass Sie unter diesem Syndrom leiden, sind u.a. eine gestörte Sensibilität an den Oberschenkelinnenseiten sowie am Gesäß, starke Schmerzen im Rückenbereich, die in die Beine ausstrahlen, keine Reflexe an der Kniescheibe und/oder der Achillessehne oder eine Schwächung der Fußhebemuskulatur.

Deshalb ist es insgesamt für die mehrere hundert Meter Nerven unseres Körpers so wichtig, dass wir mobil bleiben, denn wer sich bewegt, erhält die Elastizität der Nerven und schützt sie davor, spröde zu werden.

BEI WELCHEN SYMPTOMEN SOLLTE ICH UNBEDINGT EINEN ARZT AUFSUCHEN?

Von vielen Betroffenen werden Rückenschmerzen als eher ungefährlich angesehen. Sie sind zwar störend, verschwinden aber meist nach kurzer Zeit wieder. Deshalb sucht auch nicht einmal jeder Zweite deswegen einen Arzt auf. Sind die Schmerzen jedoch so mächtig, dass sie das alltägliche Leben stark einschränken und/oder dauern sie schon länger als drei Tage an, sollte man dringend zum Arzt gehen, um die Ursache abklären zu lassen.

Man selbst kann jedoch schon im Vorhinein auf einige Warnhinweise achten. Beispiele hierfür sind:

• Die Rückenschmerzen strahlen in eines oder beide Beine aus und man hat Missempfindungen wie z.B. Kribbeln, Brennen, Nadelstiche, ein Gefühl der Schwäche oder Lähmungserscheinungen in den Beinen, Störungen der Blase und/oder der Potenz.

• Gefühlsstörungen im Bereich des Gesäßes, verbunden mit Problemen, den Stuhlgang und das Urinlassen zu kontrollieren.

• Treten die Schmerzen plötzlich nach einem Unfall oder einem Sturz auf, kann das darauf hinweisen, dass Wirbel gebrochen sind, vor allem bei dem Vorhandensein von Osteoporose.

• Es können auch andere Allgemeinsymptome wie Abgeschlagenheit, Fieber, Schüttelfrost, Appetitlosigkeit, Müdigkeit oder Gewichtsverlust zu den Schmerzen im Rückenbereich hinzukommen, was wiederum auch auf eine Erkrankung weiterer Körperteile außer der Wirbelsäule hinweisen kann, z.B. Gelenkerkrankungen aufgrund von Entzündungen, Infektionen, Krebserkrankungen.

Diese Hinweise sind dann für den Hausarzt eine wichtige Information, um eine Diagnose zu stellen und zu entscheiden, wie die weitere Behandlung aussehen kann.

Wo finde ich Hilfe?

ERSTER ANSPRECHPARTNER: MEIN HAUSARZT

Wenn Sie also mit Rückenschmerzen zu Ihrem Hausarzt kommen, wird er Ihnen zunächst zahlreiche Fragen zu Ihren Beschwerden stellen, um eine möglichst eindeutige Diagnose stellen zu können. Es gilt also, ihm Ihre aktuellen Beschwerden so genau und vollständig wie möglich zu beschreiben, z.B. ihre Stärke, wo sie sich genau befinden und wohin sie ausstrahlen, denn umso besser kann er entscheiden, wie er Ihre Behandlung weiterführt.

Außerdem wird er sich Ihre gesamte Krankengeschichte ansehen und nach eventuell ähnlichen Fällen in der Familie fragen, ob er dort schon Hinweise auf den Ursprung Ihrer Schmerzen finden kann. Er fragt auch nach Begleitsymptomen wie Fieber usw. und klärt mit Ihnen, wie sich Ihr Gewicht in letzter Zeit entwickelt hat.

Zudem führt er eine körperliche Untersuchung durch, schaut sich Ihre Körperhaltung an, untersucht die Beweglichkeit Ihrer Wirbelsäule, prüft Ihre Muskelkraft sowie die Muskelsehnenreflexe und wie Ihre Haut auf Berührungen reagiert.

Gibt es bis hierher keine Hinweise auf eine spezifische Ursache oder dass es sich bei Ihnen um einen Notfall handelt, beendet Ihr Hausarzt zunächst seine Untersuchung. Ihre Beschwerden werden dann als unspezifische Schmerzen eingestuft und er wird nun die Behandlung darauf ausrichten, dass Sie schmerzfrei werden.

Hat Ihr Hausarzt jedoch Hinweise auf eine eindeutige Ursache gefunden, wird er weitere Untersuchungen durchführen. Je nachdem, was er vermutet, hat er dabei mehrere Möglichkeiten, z.B. Laboruntersuchungen, d.h., das Blut wird untersucht, ob es

Hinweise auf eine bestehende Entzündung oder eine Stoffwechselerkrankung gibt, oder bildgebende Verfahren wie Röntgen, CT oder MRT, die u.a. bei einem Verdacht auf Nervenschädigung oder auch Knochen- bzw. Wirbelbrüche besteht.

Haben Sie die Rückenschmerzen bereits über eine längere Zeit oder treten diese immer wieder auf, wird Ihr Hausarzt ebenfalls abklären, wie einerseits die Gegebenheiten an Ihrem Arbeitsplatz sind, also ob Ihr Arbeitsplatz rückenfreundlich gestaltet ist im Hinblick auf die Büromöbel, den Computerarbeitsplatz etc. Und er wird Ihnen andererseits auch Fragen zu Ihrem psychischen Befinden stellen.

BEHANDLUNGSMÖGLICHKEITEN

Je nach Diagnose wird Ihr Hausarzt dann entscheiden, wie Ihre Behandlung aussieht. In den allermeisten Fällen wird er zunächst mit einer konservativen Therapie beginnen, um den akuten Schmerz in den Griff zu bekommen, d.h., er verordnet Ihnen zu Beginn Arzneimittel, die Ihre Schmerzen lindern bzw. ganz verschwinden lassen sollen, und/oder entzündungshemmende Medikamente, möglicherweise auch muskelentspannende Arzneien. Hat der

Schmerz dann etwas nachgelassen, wird Ihnen im Allgemeinen eine Physiotherapie verschrieben. Sowohl im Bereich der Medikamentengabe als auch der Bewegungstherapie gibt es aber vielfältige Möglichkeiten.

VERORDNUNG VON ARZNEIMITTEL

Bei Rückenschmerzen mit spezifischer Ursache wird Ihr Hausarzt Ihnen zur Einnahme über einen bestimmten Zeitraum zunächst die herkömmlichen Schmerzmittel wie z.B. Paracetamol verordnen. Bei unspezifischer Schmerzursache sind diese eher nicht empfehlenswert.

Er kann Ihnen auch Entzündungshemmer, sogenannte nichtsteroidale Antirheumatika (NSAR), verschreiben oder auch schwach wirksame Opiate, beide jedoch nur für eine kurzzeitige Therapie. Eine weitere Möglichkeit ist der Einsatz von muskelentspannenden Medikamenten.

Wurde bereits festgestellt, dass Sie an einer rheumatischen Erkrankung oder einer degenerativen Gelenkserkrankung leiden, kann er Ihnen auch antientzündliche Medikamente wie Cox-2-Hemmer verordnen, jedoch ebenfalls nur für einen kurzen Zeitraum.

Die Verordnung von Medikamenten ist jedoch nur ein Teilaspekt der Behandlung, denn, wie bereits geschildert, ist es am wichtigsten, dass dem Patienten Physiotherapie verschrieben wird.

THERAPIEMÖGLICHKEITEN

In den meisten Fällen überweist Ihr Hausarzt Sie dann zur Physiotherapie. Anhand der Vorgaben des Hausarztes, basierend auf seiner Anamnese und entsprechend Ihrer Schmerzen, erstellt der Physiotherapeut für Sie ein individuelles Übungsprogramm. Das Wichtigste ist dabei die Bewegungstherapie, um die verspannten Muskeln zu lockern und zu stärken sowie Ausdauer, Kraft und Koordination zu verbessern. Außerdem ist z.B. auch Rückenschwimmen hier eine gute Ergänzung ebenso wie die Teilnahme an einer Rückenschule, die daneben auch das Wiederkehren der Rückenschmerzen verhindern soll.

Es gibt jedoch auch in diesem Bereich zahlreiche weitere Möglichkeiten der Behandlung. So z. B. das Durchführen einer physikalischen Therapie, um u.a. die Durchblutung zu verbessern. Dies wird auch bei einer Elektrotherapie angestrebt, bei der elektrische Ströme in das sich unter der Haut befindende Binde- und Muskelgewebe gesendet werden. Ihr Hausarzt kann Ihnen aber auch Massagen oder eine Kälte- bzw. Wärmetherapie verordnen.

Außerdem kann er Sie ebenfalls an einen Chiropraktiker überweisen. Dieser versucht, durch Einrenken sowie das Lösen von Blockaden Ihre Schmerzen verschwinden zu lassen. Durch diese manuelle Therapie werden auch die Muskeln gelockert und durch eine ruckartige Bewegung werden die kleinen Wirbelgelenke wieder in eine optimale Position gebracht.

Im Mittelpunkt aller angedachten Maßnahmen sollte jedoch die Bewegung stehen und weitere Therapien nur ergänzend dazu erfolgen.

Eine weitere Möglichkeit der Behandlung ist die periradikuläre Injektion. Diese kommt bei vorhandenem Druck auf Nervenwurzeln in der Wirbelsäule, z.B. durch eine Bandscheibenvorwölbung, zum Einsatz. Dabei erhält der Patient zunächst eine örtliche Betäubung der Haut. Danach wird vom behandelnden Arzt eine dünne Injektionsnadel in den Rückenmarkskanal geschoben, während gleichzeitig ein CT oder MRT durchgeführt wird, damit der Arzt die gewünschte Position für die Injektion genau lokalisieren kann. In der Spritze befindet sich ebenfalls ein örtliches Betäubungsmittel, das beruhigend auf die gereizten Nervenwurzeln wirken soll.

Des Weiteren ist auch das Blockieren von schmerzenden Wirbelgelenken z.B. durch Hitzeverödung möglich und es gibt eine Vielzahl an operativen Verfahren, um gegen die Ursachen von Schmerzen im Rückenbereich vorzugehen. Letztere sind jedoch mit einigem Risiko verbunden und müssen vorher ausführlich mit Ihrem Arzt besprochen werden.

Können Ihre Beschwerden jedoch trotz Medikamenten und Therapien nicht gelindert werden, hat Ihr Hausarzt auch die Möglichkeit, Kollegen anderer Fachrichtungen um Mithilfe zu bitten.

VOM HAUSARZT ZUM FACHARZT

Schlagen die vom Hausarzt verordneten Therapien und Medikamente gar nicht oder nur unzureichend an, ist es manchmal notwendig, auch Ärzte anderer Fachrichtungen an der Diagnoseerstellung zu beteiligen, um die Ursache oder noch weitere Ursachen für die bestehenden Schmerzen zu finden.

Sinnvoll ist dabei vor allem die Durchführung einer Schmerztherapie, möglichst einer multimodalen, die deshalb auch hauptsächlich bei chronischen Schmerzen mit unspezifischer Ursache angewandt wird, wenn der Patient trotz bereits laufender Behandlung und bestätigter Diagnose nach mehreren Wochen, spätestens nach drei Monaten, immer noch an starken Beschwerden und dadurch verursachten Beeinträchtigung leidet.

Hier arbeiten die entsprechenden Fachärzte der verschiedenen medizinischen Fachrichtungen wie Orthopäde, Neurologe, Psychiater, Schmerztherapeut untereinander sowie auch mit Psychologen, Physiologen und Ergotherapeuten eng zusammen. Koordiniert wird dies z.B. durch Ihren Hausarzt.

Des Weiteren wird Ihr Arzt bei chronischen Schmerzen in Erwägung ziehen, Ihnen eine psychologische Therapie zu empfehlen. Einerseits wirken sich anhaltende starke Schmerzen auch auf Ihre Psyche aus. Andererseits verstärken psychosoziale Faktoren wie Überforderung, mangelnde Anerkennung, soziale Unzufriedenheit und bestehende Konflikte im privaten sowie beruflichen Umfeld das Unwohlsein des Patienten. Deshalb kann er Ihnen ebenfalls ans Herz legen, psychologische Verfahren wie die Entspannungstechnik der progressiven Muskelrelaxation nach Jacobsen zu erlernen oder auch eine Verhaltenstherapie bei einem Psychologen zu beginnen. Außerdem sollen dem Patienten auch Strategien erläutert und vermittelt werden, um Ängste zu bekämpfen und vermeiden zu lernen sowie Selbstvertrauen aufzubauen, da auch hier ein Zusammenhang zwischen seelischen und körperlichen Faktoren besteht.

So klagen z.B. Patienten, die unter Depressionen leiden, auch häufig über Rückenschmerzen. Zudem ist auch die Verordnung von Antidepressiva möglich, da diese u.a. auch die Schmerzwahrnehmung und -weiterleitung beeinflussen können, aber nur als Teil eines breiten Therapiekonzeptes.

Hilfe zur Selbsthilfe

In Büchern und im Internet gibt es zahlreiche Tests, mit denen Sie feststellen können, wie fit Ihr Rücken noch ist und es ergeben sich eventuell schon Hinweise auf eine mögliche Ursache für Ihre Beschwerden. Eine genaue Diagnose sollte aber in jedem Fall Ihr Hausarzt bzw. ein Facharzt stellen.

AKUTE RÜCKENSCHMERZEN – WAS TUN?

In Phase eins gilt es zunächst, schnelle Hilfe gegen die plötzlich auftretenden Schmerzen zu bekommen. Erst im zweiten Schritt, wenn Ihre Schmerzen einigermaßen erträglich sind, können Sie beginnen, den Ursachen entgegenzuwirken, Ihren Rücken zu stärken. Achten Sie jedoch auch in dieser Phase darauf, sich immer wieder zu entspannen und Ihren Stresspegel gering zu halten. In der dritten Phase geht es dann darum, sich eine tägliche Routine zu schaffen, in der man Übungen durchführt, damit der Rücken und der ganze Körper fit bleiben.

PRAKTISCHE ÜBUNGEN FÜR SCHNELLE HILFE UND TÄGLICHES RÜCKENTRAINING ZU HAUSE IN 3 PHASEN

Phase 1: Hilfe im Akutfall

Sie haben plötzlich akute Rückenbeschwerden, die Sie stark beeinträchtigen? Dann versuchen Sie zunächst, durch eine besondere Lagerung des Körpers eine Entspannung des Körpers und dadurch eine

Linderung zu erzielen. Indem Sie Ihren Körper in Stufenlage oder Seitenlage bringen, entlasten Sie Ihre Wirbelsäule sowie die Muskeln. Die Wirbelgelenke werden geschont und eventuell eingeengte Nerven erhalten wieder mehr Platz.

Stufenlagerung: Sie legen sich flach auf den Rücken, dabei werden die Beine im Hüft- und Kniegelenk in einem rechten Winkel gebaut und z.B. auf einem Stuhl abgelegt.

Seitenlage: Sollten Sie in der Stufenlagerung keine Linderung der Schmerzen erzielen, dann versuchen Sie, sich flach auf eine Seite zu legen und auch hier die Beine im Hüft- und Kniegelenk in einem rechten Winkel nach vorn zu beugen. Legen Sie außerdem ein Kissen o. Ä. unter die Kniegelenke.

Für kurzfristige Linderung kann auch die Einnahme von frei verkäuflichen Schmerzmedikamenten, die äußere Anwendungen von Salben oder Wärme- bzw. Kälteumschläge sorgen. Auch eine eigene sanfte Massage an den betroffenen Stellen kann die Beschwerden lindern. Welche Maßnahme letztendlich Abhilfe schafft, ist individuell verschieden und muss jeder für sich selbst herausfinden.

Trotzdem sind auch in dieser ersten Phase bereits leichte Übungen möglich, um durch Bewegung und Mobilität Muskeln, Sehnen und Bänder anzuregen. Es gilt also, gegen den bisherigen Bewegungsmangel anzugehen, Muskulatur aufzubauen und auch das Immunsystem zu stärken.

Übungen für Nacken und Schultern

1. Anheben der Schultern:

a) Diese Übung ist im Stehen oder im Sitzen möglich.

b) Halten Sie den Oberkörper aufrecht und lassen Sie Ihre Schultern locker.

c) Dann ziehen Sie die Schultern so weit wie möglich gerade nach oben und halten dies ca. 10 Sekunden, dabei atmen Sie weiter.

d) Lassen Sie Ihre Schultern wieder fallen und atmen Sie dabei kräftig aus.

Sie sollten diese Übung 2 - 3-mal wiederholen.

2. Schultern mit dem Kopf berühren

a) Diese Übung ist im Stehen oder im Sitzen möglich.

b) Halten Sie Ihren Oberkörper aufrecht, lassen Sie die Schultern locker und die Arme hängen, richten Sie Ihren Blick geradeaus.

c) Lassen Sie Ihren Kopf zu einer Schulterseite fallen und halten Sie diese Position ca. 10 Sekunden. Sie können noch eine Verstärkung der Dehnung erzielen, indem Sie den Kopf mit dem gleichseitigen Arm weiter zur Schulter ziehen.

d) Bewegen Sie Ihren Kopf wieder in die Ausgangsposition und führen Sie dasselbe auf der anderen Seite durch.

Sie sollten diese Übung 2-mal auf beiden Seiten wiederholen.

3. Kopf zur Brust bewegen

a) Diese Übung ist im Stehen oder im Sitzen möglich.

b) Ziehen Sie zunächst Ihre Schulter nach hinten und leicht nach unten. Stehen Sie aufrecht und schauen Sie nach vorn.

c) Neigen Sie nun Ihren Kopf etwas zur rechten Seite und beginnen dann, Ihren Kopf in einer Halbkreisbewegung langsam vorn über die Brust bis zur rechten Seite zu bewegen. Halten Sie dazwischen an mehreren Punkten für eine kurze Zeit an, um den Nackenbereich zu dehnen. Atmen Sie dabei ruhig ein und aus.

d) Lassen Sie Ihren Kopf kurz auf der linken Seite verweilen und machen Sie dann die Halbkreisbewegung zur rechten Seite zurück.

Sie können diese Übung so oft wiederholen, wie es Ihnen guttut.

4. Kopf verbeugen

a) Diese Übung ist im Stehen oder im Sitzen möglich. Sie schauen nach vorn.

b) Nun legen Sie Ihre Hände auf den Hinterkopf und drücken vorsichtig Ihren Kopf nach vorn herunter, so weit Sie können, möglichst. Ihre Ellenbogen weisen dabei nach vorne und Ihr Blick folgt der Bewegung.

c) Während Sie weiter ruhig ein- und ausatmen, werden Sie die Dehnung deutlich im Bereich des Nackens spüren sowie zwischen den Schulterblättern.

d) Bleiben Sie ca. eine halbe Minute in dieser Position. Dann nehmen Sie die Hände herunter und bringen Ihren Kopf wieder in die Ausgangsstellung.

Sie sollten diese Übung 4-mal wiederholen.

5. Arme über dem Kopf zusammenbringen

a) Legen Sie sich auf einer Matte oder Decke auf Ihren Rücken. Strecken Sie Ihre Beine lang aus oder winkeln Sie die Beine an und stellen Sie die Füße flach auf die Unterlage. Ihre Arme sind entspannt und liegen ausgestreckt in Schulterhöhe neben Ihnen und bilden einen rechten Winkel mit Ihrem Oberkörper. Die Handflächen zeigen nach oben.

b) Atmen Sie ein und bewegen Sie die gestreckten Arme, die auf dem Boden bleiben, nach oben in einem Bogen über Ihren Kopf, sodass sich Ihre Hände in der Mitte über Ihrem Kopf treffen. Ihre Daumen berühren sich.

c) Atmen Sie aus und bringen Sie dabei Ihre Arme wieder langsam zurück in die Startposition.

Sie können diese Übung so oft wiederholen, wie Sie möchten.

Übungen für die Brustwirbelsäule

1. Rücken strecken

a) Setzen Sie sich aufrecht auf einen Stuhl, dessen Lehne Ihnen bis zu den Schulterblättern geht und auf einem rutschfesten Untergrund steht. Ihre Füße stehen flach auf dem Boden, die Beine sind hüftbreit geöffnet. Die Arme sind langgestreckt, die Hände zeigen zum Boden.

b) Sie ziehen in einer Halbkreisbewegung Ihre Arme zunächst nach vorn und dann über den Kopf und so weit nach hinten raus, wie es geht. Die Arme bleiben gestreckt, die Hände zeigen nach oben bzw. schräg nach hinten. Ihr Rücken biegt sich dabei in Richtung bzw. über die Stuhllehne, bis er eine Rundung in C-Form hat.

c) Halten Sie die Position 30 bis 60 Sekunden und atmen Sie dabei gleichmäßig weiter.

d) Gehen Sie zurück in die Ausgangsposition.

Sie sollten diese Übung 2 - 3-mal wiederholen.

2. Körper diagonal verdrehen

a) Legen Sie sich auf einer Matte oder Decke auf Ihren Rücken. Strecken Sie die Arme zu Seite aus, stellen Sie die Füße flach auf den Boden, die Beine sind hüftbreit geöffnet, Ihre Knie zeigen zur Decke.

b) Drehen Sie den gesamten unteren Körper ab dem Bauchbereich nach rechts, die Knie sinken beide nach rechts in Bodenrichtung, Ihr Becken und Ihre Fußsohlen lösen sich vom Boden. Zur gleichen Zeit drehen Sie den Kopf zur linken Seite.

c) Halten Sie die Position eine halbe bis eine Minute und atmen Sie dabei gleichmäßig weiter.

d) Gehen Sie zurück in die Startposition und führen Sie das Beschriebene auf der linken Seite aus.

Sie sollten diese Übung 2 - 3-mal wiederholen.

3. Dehnen der Wirbelsäule

a) Knien Sie sich auf einer Matte oder Decke hin. Strecken Sie Ihre Arme und legen Sie diese vor sich auf dem Boden ab, die Handinnenflächen nach unten, sodass Ihre Stirn die Unterlage berührt. Der Oberkörper liegt nun auf Ihren Oberschenkeln.

b) Bewegen Sie nun Ihren Po in Richtung der Fersen, bis die Wirbelsäule vollständig gestreckt ist. Atmen Sie dabei gleichmäßig ein und aus.

c) Halten Sie diese Stellung eine halbe bis eine Minute und begeben sich dann zurück in die Ausgangsposition.

Sie sollten diese Übung 2 - 3-mal wiederholen.

4. Oberkörper verdrehen

a) Begeben Sie sich auf einer Matte oder Decke in den Vierfüßlerstand. Ihre Knie stehen auf dem Boden ca. hüftbreit auseinander, und zwar senkrecht unter den Hüftgelenken. Ihre Handflächen liegen auf der Unterlage, senkrecht unter Ihren Schultergelenken mit den Handrücken nach oben.

b) Heben Sie nun Ihre rechte Hand leicht vom Boden ab und bewegen Sie den gesamten gestreckten Arm langsam unter Ihrem linken Arm hindurch. Ihr Blick geht mit der Bewegung mit.

c) Atmen Sie ruhig weiter und versuchen Sie, bei jedem Ausatmen den rechten Arm etwas mehr unter dem linken hindurchzuschieben. Ihre rechte Hand wandert dabei auf dem Boden immer weiter nach vorn.

d) Haben Sie die maximale Streckung erreicht, bleiben Sie eine halbe bis eine Minute in dieser Stellung und atmen Sie weiter langsam ein und aus.

e) Gehen Sie dann behutsam zurück in die Ausgangsposition und führen Sie die Übung mit dem linken Arm aus.

Sie sollten diese Übung 2 - 3-mal in jede Richtung wiederholen.

5. Oberkörper zur Seite beugen

a) Setzen Sie sich aufrecht hin, z.B. auf einen Stuhl, der auf einem rutschfesten Untergrund steht. Ihre

Füße stehen flach auf dem Boden, die Beine sind hüftbreit geöffnet. Die Arme hängen locker neben dem Körper herunter und Sie schauen nach vorn.

b) Bewegen Sie nun Ihren Oberkörper bis einschließlich der Taille langsam zur rechten Seite, die rechte Hand geht in Richtung Boden. Ihr Po bleibt dabei vollständig auf dem Stuhl liegen. Ihr Kopf geht mit dem Oberkörper mit, die Halswirbelsäule wird jedoch nicht abgeknickt. Sie verspüren nun ein leichtes Ziehen auf der linken Oberkörperseite.

c) Bleiben Sie ca. 30 bis 60 Sekunden in dieser Position und atmen Sie dabei gleichmäßig weiter.

d) Gehen Sie dann behutsam zurück in die Ausgangsposition und führen Sie die Übung auf der linken Seite durch.

Sie sollten diese Übung 3-mal auf jeder Seite wiederholen.

Übungen für die Lendenwirbelsäule

1. Wandlauf

a) Legen Sie sich auf einer Matte oder Decke auf Ihren Rücken. Stellen Sie die Füße flach auf den Boden, die Hacken eng an den Po und Ihre Fußspitzen berühren eine Wand.

b) Laufen Sie nun langsam diese Wand hinauf, bis die Fußspitzen zu Ihrem Kopf bzw. die Fußsohlen waagerecht zur Decke zeigen. Der Po sollte sich dann direkt an der Wand befinden.

c) Halten Sie die Position, so lange Sie können und atmen Sie dabei gleichmäßig weiter.

Sie können diese Übung so oft wiederholen, wie Sie möchten.

2. Mit dem Becken wippen

a) Legen Sie sich auf einer Matte oder Decke auf Ihren Rücken, stellen Sie die Füße flach auf den Boden, die Beine sind hüftbreit geöffnet, Ihre Arme liegen entspannt neben Ihrem Körper.

b) Kippen Sie Ihr Becken langsam zunächst in Richtung Ihrer Füße, dann das Becken zurück in die Ausgangsposition ziehen und danach in Brustkorbrichtung kippen.

c) Wiederholen Sie dies mehrere Male, ca. eine halbe bis eine Minute lang, und atmen Sie dabei gleichmäßig weiter.

d) Gehen Sie zurück in die Ausgangsposition und entspannen Sie.

Sie sollten diese Übung 2-mal wiederholen.

3. Rücken rund machen

a) Legen Sie sich auf einer Matte oder Decke auf Ihren Rücken.

b) Ziehen Sie Ihre angewinkelten Beine zum Oberkörper und umfassen Sie diese fest mit beiden Armen. Der Kopf bleibt locker am Boden liegen.

c) Während Sie gleichmäßig ein- und ausatmen, beginnen Sie mit leichten Kreisbewegungen im unteren Rückenbereich, d.h. vor allem im Gebiet der Lendenwirbelsäule und Kreuzbein.

d) Machen Sie diese Kreisbewegung sowohl mit als auch gegen den Uhrzeigersinn jeweils ca. ein bis zwei Minuten. Dabei können Sie selbst entscheiden, ob Sie die Kreise kleiner oder größer werden lassen. Sie können diese Übung so oft wiederholen, wie es Ihnen guttut.

4. Dehnung durch Beinüberschlag

a) Setzen Sie sich auf eine Matte oder Decke. Strecken Sie Ihre Beine lang aus und spreizen Sie sie leicht.

b) Winkeln Sie nun das rechte Bein an und schlagen das linke darüber.

c) Legen Sie nun Ihre Hände auf das linke Knie und ziehen Sie dieses dann vorsichtig in Richtung Brust. Achten Sie jedoch darauf, dass Sie dabei die linke Po-hälfte gegen den Boden drücken.

d) Bleiben Sie eine halbe bis eine Minute in dieser Stellung und atmen Sie weiter langsam ein und aus.

e) Gehen Sie dann behutsam zurück in die Ausgangs-position und führen Sie die Übung andersherum aus

Sie sollten diese Übung 3-mal pro Seite wiederholen

Phase 2: Übungen zur Bekämpfung der Ursachen Ihrer Rückenschmerzen

Sind die Schmerzen dann zumindest im gewissen Maße erträglich, können Sie beginnen, durch ge-zielte Übungen den Rücken zu stärken.

Konzentrieren Sie sich dabei zunächst auf den Bereich des Rückens, in dem Sie die meisten Be-schwerden haben und fügen dann nach und nach auch Übungen für die anderen Regionen hinzu.

<u>Übungen für Nacken und Schultern</u>

1. Schulterkreisen

a) Diese Übung ist im Stehen oder im Sitzen möglich

b) Halten Sie Ihren Oberkörper aufrecht, lassen Sie die Schultern locker und die Arme hängen. Ihre Füße stehen flach auf dem Boden, die Beine sind hüftbreit geöffnet.

c) Machen Sie mit dem rechten Schultergelenk etwa eine halbe Minute lang kleine, langsame Kreisbewegungen nach vorn und danach eine halbe Minute lang nach hinten. Ihre Arme lassen Sie dabei locker hängen.

d) Führen Sie die Übung nun mit dem linken Schultergelenk durch.

Sie sollten diese Übung 2-mal auf beiden Seiten wiederholen.

2. Arme hochziehen

a) Legen Sie sich auf einer Matte oder Decke auf Ihren Bauch und die Stirn auf dem Boden ab. Nun winkeln Sie die Arme so an, dass Unter- und Oberarm jeweils einen rechten Winkel formen. Die Oberarme sowie die Ellbogen sind nun auf der Höhe Ihrer Schulter und die Handrücken zeigen nach oben.

b) Während Sie kräftig ausatmen, heben Sie die Arme leicht vom Boden ab. Dabei bewegen sich Ihre

Schulterblätter aufeinander zu. Ihre Unterarme schweben nun parallel zum Boden. Atmen Sie ein.

c) Beim nächsten Ausatmen begeben Sie sich langsam zurück in die Ausgangsposition.

Sie sollten diese Übung 10-mal auf beiden Seiten wiederholen.

3. Arme anspannen

a) Legen Sie sich auf einer Matte oder Decke auf Ihren Rücken. Stellen Sie, um Ihren Rücken zu entlasten, Ihre Füße flach auf den Boden.

b) Bleiben Sie in dieser Position und atmen Sie mehrfach kräftig ein und aus.

c) Nun atmen Sie ein und halten die Luft an. Gleichzeitig spannen Sie Arme, Hände sowie Finger fest an und ziehen Ihre Schultern etwas hoch in Richtung der Ohren. Halten Sie diese Stelle ca. 10 Sekunden.

d) Während Sie wieder ausatmen, lassen Sie alles wieder locker.

Sie sollten diese Übung 20-mal wiederholen.

4. Die Faust gegen das Kinn pressen

a) Setzen Sie sich aufrecht hin, z.B. auf einen Stuhl, der auf einem rutschfesten Untergrund steht. Ihre

Füße stehen flach auf dem Boden, die Beine sind hüftbreit geöffnet. Machen Sie mit der linken Hand eine Faust und legen Sie diese auf Ihr Kinn. Den linken Ellenbogen stützen Sie dabei mit Ihrer rechten Hand ab.

b) Pressen Sie nun die Faust gegen den Unterkiefer. Nun öffnen Sie langsam den Mund und drücken so wiederum mit Ihrem Unterkiefer gegen die Faust.

c) Bleiben Sie kurz in dieser Position und atmen Sie dabei gleichmäßig weiter.

d) Lassen Sie nun Faust und Unterkiefer locker und gehen Sie behutsam zurück in die Ausgangsposition. Sie sollten diese Übung 8 - 12-mal wiederholen, jeweils mit kurzen Pausen dazwischen.

Übungen für die Brustwirbelsäule

1. Tiefes Verbeugen

a) Knien Sie sich auf eine Matte oder Decke. Ihr Po liegt auf Ihren Fersen auf.

b) Nun beugen Sie den Oberkörper nach vorn, bis Ihre Stirn leicht den Boden berührt.

c) Gehen Sie mit den Händen auf Ihrer Unterlage immer weiter nach vorne, so weit Sie können. Dann verharren Sie kurz in der erreichten Position. Ihr

Gewicht liegt jetzt im vorderen Bereich auf den Knien und Armen.

d) Wandern Sie nun mit den Händen wieder langsam nach hinten, bis Sie sich wieder im Fersensitz befinden. Ihr Gewicht verlagert sich dabei wieder nach hinten.

e) Wiederholen Sie diesen Ablauf ca. 10-mal.

Sie sollten die gesamte Übung 2 - 3-mal wiederholen.

2. Dehnung der Brustwirbelsäule

a) Legen Sie sich auf einer Matte oder Decke auf den Bauch. Die Handflächen liegen neben Ihren Schultern und die Ellenbogen zeigen nach oben. Spannen Sie Ihre Bauchmuskeln an.

b) Während Sie ausatmen, ziehen Sie langsam Ihre Ellenbogen so weit Sie können in die Mitte und in Richtung Fersen. Hierdurch heben sich der Kopf und die Brust leicht vom Boden ab.

c) Bei maximaler Dehnung heben sich auch Ihre Handflächen etwas vom Boden ab.

d) Atmen Sie langsam kräftig aus und gehen Sie dabei zurück in die Startposition.

Sie sollten diese Übung 10-mal wiederholen.

3. Rumpfbeugen

a) Legen Sie sich auf einer Matte oder Decke auf den Rücken, Ihr Po muss dabei fast die Wand berühren. Winkeln Sie nun Ihre Beine an, damit zwischen Ober- und Unterschenkel ein rechter Winkel entsteht. Die Fußsohlen legen Sie flach gegen die Wand.

b) Schieben Sie sich außerdem ein zusammengerolltes Handtuch o.Ä. unter Ihre Schulterblätter. Legen Sie die Hände zur Abstützung an Ihren Kopf, die Ellenbogen sind dabei nach außen gerichtet.

c) Atmen Sie kräftig aus und spannen Sie dabei die Oberkörper- sowie die Bauchmuskeln an. Ziehen Sie nun langsam Ihr Kinn zur Brust. Halten Sie diese Stellung ca. 5 Sekunden.

d) Danach entspannen Sie behutsam die angespannten Muskeln und rollen den Rücken gemächlich zurück auf die Unterlage in die Ausgangsposition.

Sie können die Übung so oft wiederholen, wie es Ihnen guttut.

4. Brust heben mit Ellbogenstütze

a) Legen Sie sich auf einer Matte oder Decke auf den Rücken. Winkeln Sie nun Ihre Beine an, sodass zwischen Ober- und Unterschenkel sowie zwischen

Ihrem Oberkörper und den Oberschenkeln jeweils ein rechter Winkel entsteht.

b) Legen Sie Ihre Arme auf Schulterhöhe gestreckt zur Seite, damit zwischen den Seiten Ihres Oberkörpers und den Armen ebenfalls ein rechter Winkel entsteht.

c) Winkeln Sie nun die Unterarme an, sodass die Finger zur Decke zeigen.

d) Atmen Sie tief ein. Beim Ausatmen versuchen Sie nun, den Brustkorb so weit wie möglich anzuheben. Spannen Sie dabei auch Ihre Bauchmuskeln an.

e) Bleiben Sie ca. 10 Sekunden in dieser Stellung. Danach entspannen Sie und kommen in die Ausgangsposition zurück. Nach einer kurzen Pause führen Sie den Vorgang erneut durch.

Sie sollten diese Übung 3-mal wiederholen.

<u>Übungen für die Lendenwirbelsäule</u>

1. Rücken rund machen

a) Begeben Sie sich auf einer Matte oder Decke in den Vierfüßlerstand. Ihre Knie stehen auf dem Boden ca. hüftbreit auseinander, und zwar senkrecht unter den Hüftgelenken. Ihre Handflächen liegen auf der Unterlage, senkrecht unter Ihren Schultergelenken.

b) Drücken Sie nun den Rücken langsam nach oben raus und machen ihn möglichst rund. Ihr Kopf bewegt sich dabei nach unten, Ihr Blick ist dabei zu den Oberschenkeln gerichtet.

c) Halten Sie die Position ca. eine halbe Minute und atmen Sie dabei gleichmäßig weiter.

d) Gehen Sie langsam zurück in die Ausgangsposition, indem Sie den Kopf in den Nacken legen und Ihren   Rücken nach unten bewegen.

Sie sollten diese Übung 30-mal in jede Richtung wiederholen.

2. Eine Brücke machen

a) Knien Sie sich auf eine Matte oder Decke. Ihr Po liegt auf Ihren Fersen auf.

b) Während Sie ausatmen, drücken Sie Ihre Lendenwirbelsäule kräftig gegen den Boden.

c) Nun heben Sie langsam Wirbel für Wirbel an, beginnend beim Steißbein bis zur Brustwirbelsäule. Verlagern Sie dabei Ihr Körpergewicht immer mehr auf die Füße. Danach bildet der Körper eine gerade Linie zwischen Ihren Knien und dem Bauch. Dabei bleiben jedoch Schultern und Nacken weiterhin locker.

d) Halten Sie diese Position 15 Sekunden und atmen Sie ruhig weiter.

e) Während Sie ausatmen, rollen Sie nun langsam Wirbel für Wirbel wieder ab, bis Ihr Rücken wieder auf der Unterlage liegt.

Sie sollten diese Übung 10-mal auf beiden Seiten wiederholen.

3. Mit einem Bein kreisen

a) Legen Sie sich auf einer Matte oder Decke auf den Rücken. Stellen Sie Ihre Füße hüftbreit auseinander flach auf den Boden, die Beine sind angewinkelt. Die Arme liegen locker neben dem Körper, die Handinnenflächen nach unten.

b) Strecken Sie das rechte Bein durch und heben es so weit Sie können, nach oben, sodass es möglichst senkrecht zum Boden steht und die Zehenspitzen zur Decke zeigen. Das andere Bein bleibt angewinkelt auf der Unterlage stehen.

c) Atmen Sie ein und beginnen Sie mit dem gesamten Bein eine Kreisbewegung. In der Hälfte der Bewegung atmen Sie aus.

d) Machen Sie diese Bewegung nun ca. 5-mal sowohl im als auch gegen den Uhrzeigersinn und formen Sie dabei verschieden große Kreise.

Sie sollten diese Übung 2 - 3-mal wiederholen.

4. Ein Bein zur Brust ziehen

a) Legen Sie sich auf einer Matte oder Decke auf den Rücken. Winkeln Sie nun Ihre Beine an. Ihre Füße stehen flach und hüftbreit auseinander auf der Unterlage.

b) Strecken Sie nun Ihr rechtes Bein Richtung Decke und legen Sie Ihre Hände auf dessen Oberschenkelrückseite. Versuchen Sie dann, das gestreckte Bein langsam immer näher zu Ihrem Oberkörper zu ziehen.

c) Atmen Sie gleichmäßig ein und aus und halten Sie das Bein in dieser Position eine halbe bis eine Minute. Sie spüren ein leichtes Ziehen an der Rückseite des rechten Oberschenkels und eventuell ein leichtes Zittern des gesamten Beines.

d) Legen Sie Ihr Bein dann wieder auf Ihrer Unterlage ab und führen Sie die Übung mit dem linken Bein durch.

Sie sollten diese Übung 2 - 3-mal mit jedem Bein wiederholen.

Phase 3: Übungen für das langfristige tägliche Training des Rückens

Auch wenn Sie Ihre Schmerzen nun im Griff haben und vielleicht sogar schmerzfrei sind, müssen Sie aktiv bleiben, um die Rückkehr Ihrer Beschwerden zu vermeiden.

<u>Übungen für Nacken, Schultern und Brustwirbelsäule</u>

1. Liegestütze machen

a) Knien Sie sich auf eine Matte oder Decke und überkreuzen Sie die Unterschenkel. Beugen Sie sich nach vorn und legen Sie die Handflächen flach auf den Boden, senkrecht unter die Schultern. Ihr Po befindet sich nicht über den Fersen, sondern schwebt über der Unterlage. Schauen Sie nach unten.

b) Spannen Sie Bauchmuskeln und Po an.

c) Während Sie einatmen, beugen Sie Ihre Arme, wodurch sich der gestreckte Körper Richtung Matte und die Unterschenkel sowie Ihre Füße sich nach oben bewegen.

d) Nun atmen Sie aus und drücken dabei Arme sowie Brust- und Schultermuskeln zurück in die Startposition.

Sie sollten diese Übung 10-mal wiederholen.

2. Oberkörperdrehung mit ausgestreckten Armen

a) Setzen Sie sich auf eine Matte oder Decke, strecken Sie Ihre Beine und öffnen sie zu einem leichten V. Nun ziehen Sie Ihre Fußspitzen in Richtung Oberkörper und strecken Ihre Arme waagerecht in Höhe der Schulter seitlich vom Körper weg.

b) Während Sie kräftig einatmen, drehen Sie den Oberkörper langsam nach rechts. Dann atmen Sie aus und beugen sich dabei leicht nach vorn, bis Sie mit der linken Hand Ihre rechte Fußspitze berühren können. Die Arme bleiben dabei gestreckt und Sie schauen zu der hinteren Hand.

c) Nun atmen Sie wieder ein und gehen dabei langsam zurück in die Ausgangsposition.

d) Danach machen Sie die gleiche Bewegung zur linken Seite.

Sie sollten diese Übung 10-mal wiederholen.

3. Ruderbewegung

a) Für diese Übung benötigen Sie ein Gymnastikband.

b) Setzen Sie sich aufrecht auf eine Matte oder Decke. Die Beine liegen gestreckt und geschlossen auf der Unterlage.

c) Nun winkeln Sie die Beine leicht an, nehmen jeweils ein Ende des Gymnastikbandes in eine Hand und steigen mit den Füßen in das Band hinein, sodass es mittig unter beiden Fußsohlen liegt und straff ist. Die Arme befinden sich auf Kniehöhe und sind dabei leicht gebeugt. Die geschlossenen Handflächen zeigen zum Boden.

d) Setzen Sie sich nochmals aufrecht hin und strecken Sie den Rücken durch, machen Sie jedoch kein Hohlkreuz.

e) Während Sie ausatmen, ziehen Sie nun die Arme langsam nach hinten außen, indem Sie die Ellenbogengelenke drehen. Dadurch bewegen sich Ihre Schulterblätter aufeinander bzw. auf die Wirbelsäule zu und das Gymnastikband wird noch straffer gezogen. Die um die Enden des Bandes geschlossenen Handflächen zeigen nun nach oben.

f) Atmen Sie ein und bringen Sie Ihre Arme langsam und kontrolliert in die Ausgangsposition zurück, sodass Ihre Handflächen wieder zum Boden zeigen.

Sie sollten die gesamte Übung 10-mal mit zwei kleinen Pausen dazwischen wiederholen.

4. Arme anheben

a) Stellen Sie sich aufrecht hin, die Beine sind dabei hüftbreit geöffnet. Die Schultern sind locker und Ihre Arme hängen entspannt nach unten. Die Hände liegen auf Ihren Oberschenkeln.

b) Während Sie ausatmen, spannen Sie die Arme, winkeln sie an und bewegen sie nach oben, bis sie auf Brusthöhe sind. Nun zeigen die Ellbogen nach außen. Die Unter- und Oberarme befinden sich nun parallel zum Boden.

c) Atmen Sie ein, lassen Sie Ihre Arme locker und bewegen Sie sie wieder zurück in die Ausgangsposition.

Effektiv ist der Vorgang, wenn Sie ihn mit einem Gymnastikband ausführen. Stellen Sie dafür beide Beine hüftbreit auseinander auf das Band und nehmen Sie jeweils ein Ende des Gymnastikbandes in jede Hand. Machen Sie nun mit Ihren Armen dieselbe

Bewegung wie unter b) beschrieben, nur dass Sie dabei das Band mit auf Brusthöhe hochziehen, sodass es leicht angespannt ist.

Sie sollten diese Übung 10-mal wiederholen, nach der Hälfte jedoch eine kurze Pause machen.

Übungen für die Lendenwirbelsäule

1. Rücken durchdrücken

a) Hierfür benötigen Sie einen Gymnastik- oder Pezziball.

b) Legen Sie sich auf einer Matte oder Decke auf den Rücken, einen Gymnastikball direkt vor sich. Ihre Beine sind hüftbreit auseinander und liegen auf dem Ball. Ober- und Unterschenkel bilden dabei einen rechten Winkel. Ihre Arme liegen locker neben dem Körper. Auch Ihre Schultern sind entspannt. Unter Ihrer Lendenwirbelsäule bildet sich nun eine kleine Lücke.

c) Pressen Sie nun die Lendenwirbelsäule gegen die Unterlage. Hierdurch wird das Steißbein leicht vom Boden abgehoben.

d) Nun heben Sie langsam Wirbel für Wirbel an, beginnend beim Steißbein bis zur Brustwirbelsäule. Verlagern Sie dabei Ihr Körpergewicht immer mehr auf die Füße. Danach bildet der Körper eine gerade Linie zwischen Ihren Knien und dem Bauch. Dabei bleiben jedoch Schultern und Nacken weiterhin locker.

e) Halten Sie diese Position 15 Sekunden und atmen Sie ruhig weiter.

f) Während Sie ausatmen, rollen Sie nun langsam Wirbel für Wirbel wieder ab, bis Ihr Rücken wieder auf der Unterlage liegt.

Sie sollten diese Übung 10-mal wiederholen.

2. Wirbelsäule strecken auf wackliger Unterlage

a) Hierfür benötigen Sie einen Gymnastik- oder Pezziball.

b) Knien Sie sich auf eine Matte oder Decke, einen Gymnastikball direkt vor sich. Nun beugen Sie Ihren Oberkörper über den Ball und legen ihn darauf ab, sodass sich die Hüftgelenke genau senkrecht über Ihren Knien befinden. Stellen Sie die Fußspitzen hüftbreit auseinander auf den Boden und drücken gegen die Unterlage. Die Knie bleiben am Boden.

c) Ihre Arme strecken Sie in Hüfthöhe neben dem Körper nach hinten aus. Schauen Sie nach vorn und rollen Sie, während Sie einatmen, so weit wie möglich auf dem Pezziball nach vorn.

d) Nun atmen Sie aus, spannen dabei Ihre Bauchmuskeln an und strecken den Oberkörper so weit nach oben raus, bis er eine gerade Linie mit dem Po bildet. Dabei ziehen Sie außerdem Ihre Schulterblätter nach innen und nach hinten Richtung Fersen.

e) Danach atmen Sie wieder ein und begeben sich zurück in die Ausgangsposition.

Sie sollten diese Übung 10-mal wiederholen.

Sie können diese Übung auch nach vorne ausführen, indem Sie von der Startposition die Knie vom Boden abheben, Ihre Arme gerade nach vorn strecken und dabei mit dem Oberkörper auf dem Ball nach vorne rollen, während Sie ausatmen.

Übungen für den gesamten Rumpf

1. Kraulbewegung

a) Legen Sie sich auf einer Matte oder Decke auf den Bauch. Strecken Sie die Beine und öffnen Sie sie hüftbreit. Die Arme werden über den Kopf hinausgestreckt und in Schulterbreite nebeneinander abgelegt, die Daumen zeigen nach oben. Die Stirn legen

Sie auf Ihrer Unterlage ab und schauen Richtung Boden.

b) Während Sie ausatmen, spannen Sie Ihre Bauchmuskeln an und heben Kopf, Arme und Beine leicht an.

c) Halten Sie diese Position und bewegen Sie dabei abwechselnd den linken Arm und das rechte Bein bzw. den rechten Arm und das linke Bein gemeinsam flüssig nach oben und unten. Atmen Sie dabei ein und aus.

d) Halten Sie in der Bewegung inne, strecken nochmal Arme und Beine vom Körper weg und legen sie dann wieder auf der Unterlage ab.

Sie sollten diese Übung 2 - 3-mal wiederholen.

2. Dehnung der Brustwirbelsäule und der Schulterblättermuskulatur

a) Hierfür benötigen Sie ein Gymnastikband.

b) Stellen Sie sich mit beiden Füßen auf das Gymnastikband. Ihre Knie sind leicht gebeugt und die Beine stehen hüftbreit auseinander. Die Enden des Bandes halten Sie jeweils in einer Hand, jedoch so, dass es sich vor Ihrem Körper überkreuzt und straff ist.

c) Beugen Sie sich nun leicht nach vorn, der Oberkörper bleibt dabei gerade. Legen Sie die geschlossenen Hände jeweils auf dem gegenüberliegenden Oberschenkel ab, sodass Ihre Handrücken nach außen zeigen. Spannen Sie Ihre Bauchmuskeln an.

d) Gehen Sie nun so weit in die Kniebeuge, dass sich Ihr Po möglichst auf Höhe der Knie befindet. Unterund Oberschenkel bilden maximal einen 90-Grad-Winkel.

e) Nun atmen Sie aus und strecken dabei Ihren gesamten Körper durch sowie Ihre Arme über den Kopf in Richtung Decke, sodass sie dann ein V bilden.

f) Während Sie dann wieder einatmen, gehen Sie zurück in die Kniebeuge und legen Sie Ihre Hände abermals auf dem jeweils gegenüberliegenden Oberschenkel ab.

Wiederholen Sie diese Übung 10-mal mit einer kurzen Pause in der Mitte.

3. Mit dem Körper ein Kreuz bilden

a) Hierfür benötigen Sie ein Gymnastikband.

b) Stellen Sie sich mit beiden Füßen auf das Gymnastikband. Der Körper ist gestreckt, Ihre Knie sind leicht gebeugt und die Beine stehen hüftbreit auseinander. Die Enden des Bandes halten Sie jeweils in einer Hand, jedoch so, dass es sich vor Ihrem Körper überkreuzt und straff ist. Ihre Handrücken zeigen nach außen.

c) Nun atmen Sie aus und spannen die Bauchmuskeln an. Dann verlagern Sie langsam Ihr Körpergewicht auf das rechte Bein und strecken danach das linke Bein durch und zur linken Seite weg, gegen den Widerstand des Bandes. Halten Sie diese Position ca. 10 Sekunden.

d) Gehen Sie nun zurück in die Ausgangsposition und entspannen Sie die Muskeln wieder.

e) Führen Sie die Aufgabe nun auf der anderen Seite durch.

Sie sollten diese Übung 10-mal wiederholen mit einer kurzen Pause in der Mitte.

4. Beine strecken mit Gymnastikband

a) Hierfür benötigen Sie ein Gymnastikband.

b) Begeben Sie sich auf einer Matte oder Decke in den Vierfüßlerstand. Ihre Knie stehen auf dem Boden ca. hüftbreit auseinander und senkrecht unter den Hüftgelenken. Ihre Hände liegen parallel nebeneinander auf der Unterlage, senkrecht unter Ihren

Schultergelenken und zeigen nach vorn. In den Händen halten Sie jeweils ein Ende eines Gymnastikbandes. Die Mitte des Bandes liegt um die Fußsohle Ihres rechten Fußes und geht dann an der Außenseite Ihres linken Beines vorbei zu Ihrer linken Hand. Es ist nun leicht gespannt. Vom rechten Fuß liegen nur die Fußspitzen auf der Matte.

c) Spannen Sie Ihre Bauchmuskeln an. Schauen Sie nach vorn. Hals und Rücken bilden eine gerade Linie. Ziehen Sie Ihre Schulter nicht in Richtung Ohren.

d) Während Sie ausatmen, drücken Sie langsam das rechte Bein nach hinten raus, bis es in der Waagerechten ist und somit parallel zur Unterlage, sodass sich das Band noch mehr spannt.

e) Atmen Sie nun wieder ein und führen Sie das rechte Bein langsam in die Startposition zurück. Setzen Sie dabei jedoch das rechte Knie nicht auf Ihrer Unterlage ab, sondern bleiben Sie in der Bewegung und wiederholen Sie, wenn Sie wieder ausatmen, den Streckvorgang erneut.

Sie sollten diese Übung 10-mal wiederholen und dann nach einer kurzen Pause zum linken Bein wechseln.

SO FINDEN SIE IHREN EIGENEN WEG AUS DEN RÜCKENSCHMERZEN

Wenn Sie wollen, dass Ihre Rückenschmerzen verschwinden oder dass Sie sie zumindest erst einmal in den Griff bekommen, ist Ihre aktive Mitarbeit gefordert. Die Änderung Ihrer bisherigen Verhaltensweisen sowie Bewegung sind das A und O für eine erfolgreiche Bekämpfung. Ihr Arzt kann Sie darin unterstützen, indem er Ihnen eine Therapie verordnet, bestehend aus der Gabe von Schmerzmedikamenten sowie der Verschreibung einer Physiotherapie.

Je nach Art Ihrer Beschwerden bzw. wie lange Sie schon unter den Rückenschmerzen leiden, ist dies jedoch nur ein erster Schritt zu Linderung Ihrer Schmerzen. Ebenso wie andere Maßnahmen, z.B. Nutzung eines ergonomischen Schreibtisches und Stuhles am Arbeitsplatz, Austausch der Matratze und des Lattenrostes im heimischen Bett oder das Nutzen von Einlagen. Dies sind nur Hilfestellungen, die vielleicht kurzfristig eine Besserung bringen. Die wahrscheinlichsten Ursachen, zu wenig Bewegung sowie zu viel Stress, bekämpfen sie jedoch nicht.

Kommt es irgendwo in Ihrem Körper zu Problemen aufgrund von Überbelastung etc., aus denen dann Schmerzen entstehen, beginnt dieser sofort, selbst einen Heilungsvorgang einzuleiten. Letzterer läuft nahezu überall etwa gleich ab, die Dauer der Genesung hängt jedoch sowohl von der Beschwerdeart als auch dem Zustand ab, wie weit sich diese Schmerzen schon entwickelt haben, also wie lange sie schon vorhanden sind. So kann z.B. auch eine Bandscheibe wieder heilen, dies nimmt aber eine Zeit von ca. einem halben Jahr in Anspruch.

Stärken Sie deshalb auch Ihr Immunsystem. Denn wie erwähnt wird ein großer Teil der Rückenschmerzen durch Entzündungen verursacht, die wiederum von der körpereigenen Abwehr bekämpft werden. Unterstützen Sie diese dabei, indem Sie Sport treiben, denn dabei schüttet der Körper Adrenalin aus und dieses Hormon bringt die Abwehrzellen dazu, sich schneller zu vermehren.

Am besten hierfür ist Ausdauersport, denn dabei kommt es zu einem sogenannten Trainingseffekt Ihres Immunsystems. Dadurch sind die Lymphozyten aktiver, schädliche Zellen können schneller und effektiver beseitigt werden und man bekommt seltener Infektionskrankheiten der Atemwege wie eine Rachen- oder Mandelentzündung oder eine Erkältung. Außerdem wird durch regelmäßige sportliche Betätigung auch Ihr Krebsrisiko gesenkt, denn aufgrund der Bewegung befinden sich auch erheblich mehr Killerzellen im Blut, also die Zellen, die u.a. Tumorzellen zerstören, und diese Killerzellen reagieren auch schneller.

Wie erwähnt sind also Ausdauersportarten besonders empfehlenswert, aber grundsätzlich ist jedes Training geeignet, das Sie nicht an Ihr absolutes Belastungslimit bringt, sondern Sie moderat fordert. So können Sie z.B. beim Schwimmen oder Fahrrad fahren Ihr Tempo selbst bestimmen und damit sichergehen, dass Sie sich nicht zu sehr belasten. Aber auch sportliche Betätigung bzw. Bewegung wie Wandern, Joggen oder Yoga sind sinnvoll, denn Sie werden dadurch nicht nur entspannter, sondern diese fördern auch den Stressabbau und stärken damit Ihr Immunsystem. Bewegen Sie sich jedoch möglichst an der frischen Luft und bei Tageslicht, denn dadurch schüttet Ihr Körper auch sogenannte „Glückshormone" aus, was wiederum Ihr Wohlbefinden steigert und außerdem das schmerzakti-vierende System hemmt.

Gönnen Sie sich außerdem genügend Schlaf und geben Sie das Rauchen auf, denn es ist wissenschaft-lich erwiesen, dass, wenn man raucht, die Versor-gung der Heilungsstrukturen des Rückens sowie auch der Bandscheiben deutlich verschlechtert wird. Das Gewebe wird geringer durchblutet und so-mit auch dessen Neubildung behindert.

Und achten Sie auf Ihre Ernährung, denn auch Ihre Rückenstrukturen benötigen vielfältige Nähr-stoffe, um gesund zu bleiben. Müssen sie heilen, brauchen sie jedoch noch viel mehr davon. Es ist so-mit ebenfalls wichtig, dem Körper durch ausgewo-gene Ernährung die notwendigen Spurenelemente, Enzyme und Nährstoffe zuzuführen, die Knochen, Bänder, Sehnen und Muskeln sowie auch die Band-scheiben brauchen, um sich zu regenerieren bzw. gar nicht erst krank zu werden. Beispiele hierfür sind Fluor, Kalium, Magnesium und Mangan, aber auch die Vitamine A, B, C, D und K. Informationen, wie diese wirken bzw. bei der Heilung und Stärkung Ihres Körpers helfen, und eine Übersicht über die Höhe des täglichen Bedarfs finden Sie auf zahlreichen Internetseiten sowie in vielen Büchern zum Thema.

Wenn Sie neben der medizinischen Behandlung und Therapie diese Hinweise befolgen, haben Sie gute Chancen, Ihre Rückenschmerzen für immer loszuwerden oder zumindest deutlich zu lindern, denn „Heilung kann man tatsächlich wirkungsvoll beeinflussen – sei es durch das Annehmen positiver Gewohnheiten oder eben auch durch das Weglassen schädlicher Einflüsse"[2].

Zitate

[1] Prof. Dr. Ingo Froböse: Das neue Rücken-Akut-Training. So werden Sie schnell schmerzfrei, S. 23

[2] Prof. Dr. Ingo Froböse: Das neue Rücken-Akut-Training. So werden Sie schnell schmerzfrei, S. 47

Herstellung und Verlag:

BoD – Books on Demand, Norderstedt

ISBN: 9783753401331

1. Auflage

Kontakt: Psiana eCom UG/ Berumer Str. 44/ 26844 Jemgum

Covergestaltung: Fenna Larsson

Coverfoto: depositphotos.com